PUBLICATIONS DU JOURNAL DES SCIENCES MÉDICALES DE LILLE.

CONTRIBUTION A L'ÉTUDE

DE

LA MÉTALLOTHÉRAPIE

PAR

LE Dʳ J.-B. BOUCHAUD,

Professeur de pathologie interne à la Faculté libre de Médecine de Lille,
Médecin en chef de Lommelet.

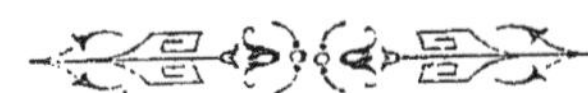

PARIS,
LIBRAIRIE J.-B. BAILLIERE ET FILS,
19, RUE HAUTEFEUILLE, 19
(près du boulevard Saint-Germain)
1880.

CONTRIBUTION A L'ÉTUDE

DE LA

MÉTALLOTHÉRAPIE

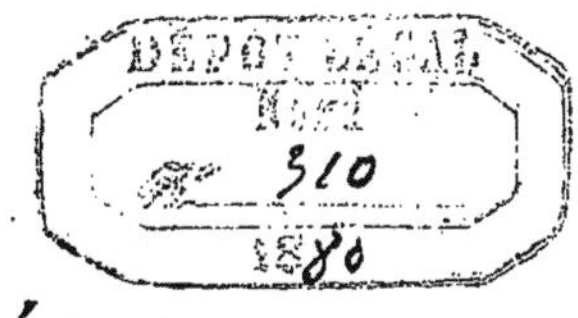

Par le Dr J.-B. BOUCHAUD,

Professeur de Pathologie interne à la Faculté libre de Médecine de Lille,
Médecin en chef de Lommelet.

I.

*1° Monoplégie avec anesthésie; aphasie, hémiplégie et hémianesthésie;
application de pièces d'or, guérison.*

En présence d'un malade, dont un membre est incapable de se
mouvoir et de sentir, et qui, par la simple application de
quelques pièces d'or, recouvre la sensibilité et le mouvement, on
est surpris, étonné et on ne peut se défendre d'un certain doute.
Aussi l'observateur, témoin d'un fait aussi étrange, sent-il le
besoin de s'assurer qu'il n'est point l'objet d'une illusion et, après
avoir nettement constaté le fait, il lui faut encore d'autres observations, analogues sinon identiques, pour être absolument
convaincu.

C'est ainsi, parce qu'il répugne d'admettre des résultats dont les
relations avec leur cause n'est pas saisissable, que la métallothérapie a été accueillie avec si peu de faveur à son début et qu'elle
a dû soutenir une longue lutte avant d'être acceptée officiellement.

Mais en somme la raison s'incline devant les faits et se résigne
à croire ce qu'elle ne peut expliquer : c'est qu'il est des faits

irrécusables et celui que nous allons exposer nous paraît être de ce nombre.

Avant de faire connaître le succès que nous avons obtenu, bien que la métallothérapie soit déjà connue de tous, nous croyons pour ceux de nos lecteurs qui n'auraient que de vagnes notions sur ce sujet, devoir donner en quelques mots une idée des principales applications de ce nouveau moyen therapeutique, et nous renverrons, pour plus amples informations, aux travaux originaux, dont il sera fait mention ultérieurement, ceux qui désireraient acquérir une connaissance plus approfondie du sujet.

Il semble que la métallothérapie doive comprendre tout traitement basé sur sur l'emploi des métaux, il n'en est rien; dans la nouvelle manière d'opérer la signification du mot est un peu différente. On commence par appliquer successivement sur la peau plusieurs métaux, sous forme de plaques, et quand on a reconnu celui dont l'application est suivie de certains phénomènes physiques ou physiologiques, on le prescrit comme médicament interne. Cette application externe constitue la *métalloscopie* et l'administration intérieure du métal *actif*, c'est-à-dire de celui auquel le malade est sensible, constitue la *métallothérapie* proprement dite.

C'est la manière de procéder qui est récente et qui est l'œuvre de M. Burcq, car l'administration des métaux à l'intérieur est une médication vulguaire et aussi ancienne que la médecine, et l'application externe de plaques, ou de substances métalliques, n'est pas elle-même un essai thérapeutique de date récente.

M. Burq est donc le promoteur de la nouvelle méthode et son système qui date de 1849, bien qu'il l'ait perfectionné par la suite, n'a définitivement acquis droit de cité dans la science qu'en 1877, à la suite du rapport favorable d'une commission nommée par la Société de Biologie et composée de MM. Charcot, Dumontpallier et Luys. Ce premier rapport fut suivi d'un second, concernant surtout la métallothréapie, en 1878, et depuis cette époque plusieurs travaux importants et un grand nombre d'observations ont été publiés sur le même sujet. Nous citerons en particulier les communications de M. Charcot à la Société de Biologie (1), les deux rapports de M. Dumontpallier et les leçons qu'il a fait paraître dans l'*Union médicale* (2), leçons auxquelles nous empruntons une partie

---

(1) Soc. biol., 1877-78.
(2) Ibid. — *Union médicale*, 1879.

de ce qui suit, les travaux de M. Vigouroux (¹), une Revue critique de notre collègue M. Desplats (²). La thèse de M. Douglas Aigre (³). Les observations de MM. Proust et Ballet (⁴) et celles de M. Debove (⁵).

Comme c'est chez les hystériques que les succès ont été obtenus en premier lieu et se manifestent encore avec le plus d'éclat, nous commencerons par examiner ce qui se passe chez cette sorte de malades.

On sait que l'hystérie se présente sous des aspects divers, que ses symptômes sont mobiles et changeants, et consistent en des troubles de la sensibilité, de la motilité, de l'intelligence et, on peut ajouter, de toutes les fonctions qui ressortissent au système nerveux.

L'hémianesthésie en particulier est assez fréquente, avec ou sans hémiplégie ; c'est à-dire que, avec ou sans la paralysie des mouvements, mais ordinairement avec hémiparésie, on constate la diminution, ou la perte, du toucher, de la sensibilité à la douleur, au froid et au chaud, du sens musculaire, de la vue, de l'ouïe, du goût, de l'odorat, en un mot, de la sensibilité générale et de la sensibilité spéciale, sur toute une moitié du corps.

C'est surtout contre ces phénomènes morbides que la métallothérapie a été employée. Dans ce cas on applique sur la peau, autour du bras par exemple, du côté malade, une série de plaques métalliques, de la grandeur d'une pièce de 2 fr. environ, au nombre de 1, 2, 3, ou beaucoup plus, et on les fixe avec un lien ; on emploie successivement le fer, le cuivre, l'or, l'argent, l'étain, le zinc, le platine etc., et au bout de 5, 10, 15 minutes d'application, mais seulement s'il s'agit du métal actif, de celui qui est apte à provoquer la guérison, on observe, sur la partie malade, laquelle est habituellement insensible, parésiée, anémiée et froide, les phénomènes suivants :

La malade éprouve, au niveau de la plaque métallique, une sensation de chaleur, puis d'engourdissement. La peau qui était pâle, exsangue et donnait peu de sang à la suite d'une piqûre,

(1) *Gaz. méd.*, 1878.
(2) Revue scientifique de Bruxelles, 1878.
(3) Thèse de Paris, 1879.
(4) *Gaz. hebd.*, 1879. — Congrès d'Amsterdam.
(5) *Union méd.*, 1879.

rougit et saigne facilement. La sensibilité revient graduellement, elle s'étend d'abord de bas en haut, puis de haut en bas, et enfin elle se généralise en l'espace de 30 à 40 minutes — La force musculaire reparaît peu à peu. — Enfin la température, qui était au-dessous de la normale, augmente en même temps.

C'est sur le point où est appliqué le métal que les phénomènes apparaissent en premier lieu, pour de là s'étendre plus ou moins loin. Avec une épingle on peut constater le retour de la sensibilité et de la circulation, mais c'est avec le thermomètre, placé dans la main ou sur la peau, qu'on s'assurera de l'élévation de la température et avec le dynamomètre qu'on mesurera l'accroissement de la force musculaire.

Il peut arriver que l'on ne constate que quelques-uns de ces phénomènes ; dans ce cas, si on donne à l'intérieur le métal actif en un jour ou deux, on verra apparaître ceux qui faisaient défaut.

D'autres fois on ne constate l'action d'aucun métal, cependant l'aptitude métallique existe mais elle est dissimulée. Dans ce cas encore il suffit, pour qu'elle se révèle, de donner pendant un temps très-court le métal dont on soupçonne l'influence.

Rarement il existe deux, et plus rarement trois métaux actifs. En pareille occurrence c'est celui dont l'énergie est la plus puissante qui devra être appliqué à l'extérieur et administré à l'intérieur, si on veut obtenir les résultats les plus satisfaisants.

M. Burq a encore conseillé comme moyen métalloscopique, les injections métalliques sous-cutanées, mais ces injections offrent trop d'inconvénients, sans compensation suffisante, pour qu'on ne s'en tienne pas aux simples applications du métal sur la peau.

La malade recouvre ainsi sous l'influence du métal actif la sensibilité perdue ; mais en même temps que le phénomène morbide disparaît du côté sain, on le voit apparaître symétriquement au côté opposé ; c'est ce qui a été désigné sous le nom de *transfert* par la commission de la Société de Biologie, qui en a fait la découverte. Ainsi à mesure que l'on constate au niveau de la pièce métallique la réapparition de la sensibilité qui gagne en extension, on constate également du côté opposé une plaque d'anesthésie qui augmente d'étendue dans la même proportion. Ce que nous disons de la sensibilité générale s'applique au mouvement, à la température et à la sensibilité spéciale, la vue, l'ouïe, etc.

Si on veut agir spécialement sur les sens de la vue ou de l'ouïe, il est bon d'appliquer les plaques sur le front ou la tempe. L'effet est ainsi plus prompt, mais on obtient le même résultat quoique plus lentement, alors même que le métal est placé sur un point éloigné.

Ce qui se passe du côté de l'ouïe a été parfaitement constaté, à l'aide du tube interauriculaire, par M. Gellé : à mesure que l'oreille malade recupère son acuité, l'oreille saine perd dans la même proportion son acuité normale.

Quant aux troubles visuels ils ont été très-bien étudiés par M. Landolt et cette étude est des plus intéressantes. Ils portent non-seulement sur l'acuité, mais aussi sur la perception des différentes couleurs. On sait que le champ visuel varie avec chaque couleur et qu'on peut classer, par ordre de grandeur, les champs visuels de là manière suivante, en allant du centre à la périphérie : celui du violet, puis ceux du vert, du rouge, du jaune, de l'orangé et du bleu ; on a ainsi des cercles dont le plus étroit est celui du violet et le plus étendu celui du bleu.

Quand la perception des couleurs disparaît, c'est par le violet qu'elle commence, par le bleu qu'elle finit, et le retour s'opérant en sens inverse, c'est le bleu qui apparaît le premier et le violet en dernier lieu. En même temps, par suite du *transfert* qui s'opère du côté opposé, l'œil sain perd graduellement la faculté de distinguer les couleurs et cette disparition se fait toujours dans le même ordre. C'est le bleu qui est le dernier à disparaître, comme c'est lui qui est le premier à reparaître quand la sensibilité spéciale revient.

Ce transfert n'est point durable ; même pendant l'application métallique, si elle est prolongée, on peut voir l'état primitif renaître, puis constater un nouveau transfert suivi d'un nouveau changement, de sorte qu'on a ainsi des oscillations successives. Mais c'est surtout quand le métal a été enlevé que les accidents primitifs reparaissent du côté malade. Par suite de ces *phénomènes* dits de *retour* la guérison est donc simplement temporaire, c'est en effet ce qui arrive dans le plus grand nombre des cas.

On peut cependant dans de certaines limites parer à cet inconvénient. Il suffit, comme l'a démontré M. Vigouroux, de placer un métal qui est sans action, un métal *neutre*, sur le métal *actif* pendant qu'il est appliqué, ou sur le lieu qu'il occupait, quand il a été enlevé, ou encore au-dessus du point d'application, vers le tronc, pendant l'application (Dumontpallier), pour qu'à l'instant il survienne un arrêt, une fixation des phénomènes. Si c'est au début de l'expérience le métal actif reste inerte, à une période plus avancée l'amélioration n'avance ni ne rétrograde, et si la plaque à produit tous ses effets ils persistent. En un mot on obtient pour un temps plus ou moins long la fixation des phénomène réalisés et on arrive par fois, à la suite de plusieurs opérations semblables, à des résultats satisfaisants par leur persistance.

A cause de ce mode d'action de métaux différents, il est bon, quand on en essaie plusieurs successivement, de ne pas les appliquer immédiatement les uns à la suite des autres, mais de laisser un intervalle de plusieurs jours entre ces diverses applications.

La présence des phénomènes morbides n'est pas nécessaire pour que le métal actif révèle son influence. Ainsi quand la guérison existe, mais est incomplète, si on applique le métal actif sur la partie anciennement malade on voit reparaître les accidents passés : anesthésie, amyosthénie, abaissement de température et ces phénomènes dits *post-métalliques* sont l'indice que l'administration intérieure du métal doit être continuée si on veut atteindre une guérison entière et stable.

C'est en effet par la médication interne qu'on obtient les meilleurs résultats, suivant M. Burcq qui admet que *l'aptitude métallique externe étant connue le même métal administré à l'intérieur doit déterminer les mêmes résultats que son application extrrne.*

La métallotherapie proprement dite, ou métallothérapie interne est donc le complément pour ainsi dire nécessaire de la métalloscopie, ou métollothérapie externe. Pour rendre la guérison complète et durable, il faut donc le plus souvent administrer à l'intérieur le métal dont on a reconnu l'influence par les applications externes et, pour plus de précision, après s'être servi de l'esthesiomètre, du dynamomètre et du thermomètre, trois instruments devenus indispensable aux études métalloscopiques. Soit que les phénomènes morbides disparaissent chez le malade, soit qu'ils reparaissent chez celui dont la guérison n'est qu'apparente, l'usage interne du métal est nettement indiqué, et, dans le cas ou plusieurs métaux sont reconnus actifs, il devront être simultanément administrés à l'intérieur, l'usage d'un seul pouvant être insuffisant.

Tels sont les principaux phénomènes qui résultent de l'application externe et de l'administration intérieure des métaux ; ce ne sont pas les seuls ; les succès que l'on peut obtenir sont en effet très nombreux et pour en donner le tableau, nous ne saurions mieux faire que de reproduire les conclusions suivantes de M. Dumontpallier (¹).

« Vous pouvez, dit-il, avec l'application externe d'un métal, limiter et arrêter des attaques convulsives de l'hystérie, modifier les crampes des cholériques, la chorée, la tétanie, guérir les névralgies et les migraines.

« De plus, avec la mettallothérapie interne ou avec la métallo-thérapie mixte, vous réussirez souvent à modifier favorablement les principales manifestations de l'hystérie et de l'hystéro-épilep-sie, c'est-à-dire l'anesthésie générale et spéciale, les convulsions, les contractures, les parésies, les paraplégies, le météorisme gastro-intestinal, la leucorrhée, et vous déterminerez le retour de la menstruation, cette fonction importante si souvent supprimée chez les hystériques.

» Vous pouvez aussi, par les applications externes comme par l'administration interne des métaux, modifier l'achromotopsie hystérique ; vous pouvez agir sur les sens spéciaux du goût, de l'odorat et de l'ouïe.

» Enfin, dans les cas d'hémianesthésie organique, accompagnés d'hémichorée, vous pouvez par l'application externe des métaux, obtenir des résultats inespérés et persistants. »

L'hystérie, en effet, n'est pas la seule affection où la métallo-thérapie soit efficace, l'hémianesthésie par intoxication saturnine ou alcoolique, et même celle qui dépend d'une lésion cérébrale, disparaît sous l'influence des mêmes moyens. Bien plus les succès obtenus en pareille circonstance sont caractérisés par l'*absence* du transfert et ce qui est beaucoup plus précieux, par la *persistance* de la guérison. Si ces succès sont plus rares que quand il s'agit de l'hystérie, par contre, on le voit, ils sont beaucoup plus satis-faisants.

L'explication des divers phénomènes dont il a été question laisse beaucoup à désirer. Il est cependant un fait de la plus haute im-portance, nettement établi par M. Regnerd, qu'il importe de faire connaître. Quand on applique une plaque métallique il se développe un courant électrique, dont l'intensité, toujours faible,

(1) *Union med.*, p. 771.

varie avec les divers métaux et, pour le même métal, avec les sujets.

Si on se sert d'un galvanomètre très-sensible, on obtient une déviation de 3° avec l'or vierge, une déviation de 12° avec l'or monnayé et avec le cuivre une déviation de 35 à 45°. Et ce qui prouve d'une manière péremptoire que les plaques agissent par l'électricité produite, c'est que si on emploie sur un malade un courant électrique, d'une intensité égale à celle que donne l'application du métal auquel il est sensible, les résultats seront identiques.

Ainsi une malade impressionnable à l'or, réclame un courant faible de 2° à 12°, et telle autre malade impressionnable à l'action du cuivre réclame un courant de 40 à 45°.

On a remarqué en outre que si l'intensIté du courant augmente ou diminue il reste sans action, mais au de là de ces points en quelque sorte indifférents, il redevient actif ; il y a donc une série de points neutres.

M. Onimus, après le Dr Condret, fait jouer un grand rôle aux courants électriques naturels qui existent dans le corps humain. L'électricité de l'enveloppe cutanée est négative et c'est également l'électricité négative qui agit le plus rapidement chez les hystériques anesthesiées. Il n'est pas nécessaire que le métal soit attaqué par la sueur puisque le platine, qui est réfractaire, peut dissiper l'anesthesie. Enfin, dit M. Onimus, « ce sont peut-être des phénomènes électro-capillaires comme ceux sur lesquels Becquerel a appelé l'attention. »

L'explication de M. Rabuteau est différente ; pour ce chimiste : « ce sont des phénomènes d'électricité qui sont dus à l'oxydation du métal mis en contact avec la peau plus ou moins impregnée de sueurs. Il en résulte un courant électrique qui donne lieu aux phénomènes. »

Pour M. Vigouroux il n'y a pas lieu de tenir compte de l'action chimique de la peau sur la plaque, puisque la superposition d'un métal neutre arrête les effets de celle-ci sans suspendre l'action chimique ; il n'y a pas lieu également d'admettre la nécessité d'un courant puisque on arrive aux mêmes résultats en employant l'électricité statique ou un seul des deux poles d'une pile isolée. La condition première pour la production de phénomène metalloscopique est une variation en plus ou en moins, durant un temps variable suivant les sujets, de la tension électrique sur une portion limitée du corps ; on sait que d'après certains physiciens il y a développement d'électricité par simple contact, c'est ce qui arrive lors de l'application cutanée d'un métal.

La connaissance de ces phénomènes électriques a été la source de nouvelles applications et le champ des découvertes s'est agrandi. Déjà M. Vulpian avait montré (1) qu'on peut faire disparaître l'hemi-anesthesie, quelle que soit son origine, à l'aide de la faradisation cutanée portant sur un point limité des téguments; en électrisant, par exemple, du côté anesthésié, au point limité de la peau de la face dorsale de l'avant-bras ou de la main, au moyen du pinceau métallique, l'autre electrode portant une éponge et étant apliquée sur un point éloigné. Comme avec les plaques il suffit d'agir sur un point pour obtenir la réapparition de la sensibilité sur toute une moitié du corps. M. Vulpien préfère électriser le membre supérieur « parce que ses relations avec l'encéphale sont plus étroites que celles du membre inférieur ou du tronc Les lésions de l'encéphale qui déterminent l'hemiplegie agissant à un plus haut degré, pour la plupart au moins, sur le membre supérieur que sur le membre inférieur, en sens inverse, les excitations vives produites sur le membre supérieur doivent retentir plus vivement sur l'encephale que celles qui portent sur le membre inférieur. »

La faradisation ainsi pratiquée rend encore des services dans des cas d'hemiplegie, sans anesthésie, et l'aphasie passagère, l'affaiblissement des facultés intellectuelles peuvent aussi s'amender notablement.

Les autres modes d'application de l'électricité — électricité statique, électricité galvanique — ainsi que les solenoïdes, les électro-aimants et les aimants, ont été aussi, et avec succès, successivement expérimentés. Chacun de ces moyens a réussi là où d'autres avaient échoué et parfois ils ont remplacé avantageusement les plaques métalliques. Cette acquisition de procédés nouveaux est donc un progrès.

Quand il s'agit de l'électricité statique il suffit de placer le malade sur le tabouret isolant et, cela étant, on peut tirer des étincelles des parties anesthésiées. Avec les courants continus, il faut que le courant ait une intensité déterminée, celle qui convient au sujet, à moins qu'on emploie la méthode unipolaire,

---

(1) *Arch. de Phys.*, 1875. — *Bull. gén. de Thérap.*, 1879

dans ce cas on applique le pole négatif sur un point anesthesié et on isole le pole positif.

Les solenoïdes, pour lesquels une pile assez forte est nécessaire, doivent être assez grands pour que le membre anesthésié puisse, en totalité ou en partie, pénétrer dans l'intérieur de la spirale.

L'aimant surtout est d'un usage commode : il suffit d'appliquer ses deux extrémités sur le membre malade et alors même que la peau est recouverte d'un linge, ses effets se font sentir, ce qui prouve que c'est le fluide et non le métal, qui agit. On prend habituellement un aimant d'une force de 15 à 20 kilogr., et on peut appliquer deux ou trois aimants superposés.

Les résultats obtenus avec les aivers moyens que nous venons d'énumérer sont analogues à ceux que donnent les métaux. Le transfert s'opère également, mais il se fait en bloc et non partiellement, progressivement comme avec les plaques, et il peut, comme quand on fait usage de ces dernières, être fixé à l'aide d'un métal neutre. Quand on réalise ainsi la fixation des phénomènes on arrive par là plus surement à une guérison stable, les phénoménes morbides transposés étant moins tenaces que les phénomènes morbides primitifs.

L'emploi de l'aimant, à cause de sa simplicité, semble devoir se généraliser. MM. Proust et Ballet, en ont fait usage et sont arrivés à des résultats nouveaux et intéressants [1].

On peut, d'après ces observateurs, empêcher le transfert quand on aplique en même temps un aimant du côté sensible et un aimant du côté anesthesié ; cependant l'anesthesie disparait. Ils ont remarqué en outre que, en employant l'aimant la sensibilité reparait du centre à la peripherie, en commençant par le tronc, tandis que, avec les plaques métalliques, c'est autour de celles-ci qu'elle se montre tout d'abord et, peu à peu seulement, elle s'étend et se généralise. Les métaux semblent donc agir primitivement sur les parties peripheriques du système nerveux et les aimants sur les organes centraux.

Enfin, ce qui est plus surprenant, ils ont constaté que si on met en rapport deux malades hemianesthésiques, en plaçant la main de l'un dans la main de l'autre, et si on applique l'aimant à l'un d'eux l'anesthesie du second disparait comme celle du premier. Il ne s'agissait pas là bien certainement d'une action à distance puisque

---

[1] Congrès d'Amsterdam. — *Gaz. hebd.*, 1879.

le contact des mains étant suprimé entre les deux malades, le phénomène cessait de se produire, souvent l'application de l'aimant déterminait chez leurs malades des douleurs locales, vives et prolongées, ou encore de la dyspepsie, de la dyspnée etc.

Des phénomènes d'un autre genre ont été constatés par M. Garel, qui les désigne sous le nom de *transfert inverse* (1). Voici le résumé de son observations :

Homme, âgé de 54 ans, atteint d'anesthesie sur la partie antero-externe du bras et postero-interne de l'avant-bras du côté gauche.— Une plaque de laiton appliquée sur l'avant-bras anesthésié est maintenue avec la main droite. Le transfert s'opère, mais on observe bientôt des oscillations qui durent 30 secondes et se caractérisent par l'apparition successive, d'abord d'une insensibilité de l'avant-bras et de la main à droite, puis de l'insensibilité des mêmes parties à gauche et ainsi de suite ; de telle sorte que la main gauche qui était sensible avant l'expérience devient insensible par cela seul que la main droite est appliquée sur le métal.

Si la plaque est placée sur l'avant-bras droit elle y provoque le développement de l'anesthesie et l'avant bras gauche devient sensible.

Quand le laiton placé sur l'épaule gauche insensible y est maintenu avec la main gauche, dont la sensibilité est conservée, on voit en quelques instants l'épaule droite devenir insensible ainsi que la main gauche, tandis que l'épaule recouvre sa sensibilité, mais bientôt, par suite des oscillations qui se produisent, l'épaule gauche et la main droite deviennent insensibles, alors que les parties correspondantes qui étaient anesthesiés redeviennent sensibles etc. Il y a ainsi entrecroisement simultané des deux genres d'anesthesie.

Jusques ici nous n'avons parlé que des troubles variés qui dépendent de l'hystérie et de l'hemianesthesie due à l'intoxication alcoolique ou saturnine, ou à une lésion du cerveau. Nous n'avons rien dit de l'hemiplegie et des paralysies, c'est qu'en effet l'hemiparesie seule, accompagnant l'hemianesthesie hystérique, avait pu être modifiée d'une manière heureuse par les applications métalliques, et on ne citait aucun cas de guérison d'hemiplegie cérébrale quand le malade dont nous rapportons l'histoire se présenta à nous

---

(1) *Lyon médical*, 1880.

en juin 1879. Le succès que nous faisons connaître était donc nouveau. Mais la guérison ayant été d'un longueur exceptionnelle à se compléter, l'observation n'a pu être immédiatement livrée à la publicité, et comme la science marche d'un pas rapide, en novembre parut un mémoire où M. Debove annonçait la guérison de plusieurs paralysies qui sortaient du cadre ordinaire (1).

Il est question dans ce travail de paralysies dues à l'intoxication saturnine, à la syphilis, à des attaques épileptiformes et à des lésions du cerveau. Leur guérison a été obtenue par l'application d'aimants, au moins dans la majorité des cas. Elles étaient toujours accompagnées d'hemianesthesie et n'étaient point complètes ; elles ont disparu assez rapidement et l'application de l'aimant a été, chez la plupart des sujets, accompagnée ou suivie de sensation subjectives diverses, ainsi la guérison a été parfois suivie d'une cephalalgie atroce.

Bien qu'il arrive un peu tard le fait que nous publions n'est pas cependant dépourvu d'intérêt. On y verra que la paralysie était complète et très ancienne, que la guérison d'une anesthesie et d'une paresie locales a été obtenue et que le traitement a exigé un temps très long. Enfin il prouve nettement à notre avis que la metallothérapie est douée d'une puissance réelle.

Il n'est pas inutile d'insister sur ce mot. Bien que des faits d'une haute valeur aient été citées par les hommes les plus élevés dans la science, la conviction cependant n'est pas encore générale. C'est à l'étranger surtout qu'elle est lente à s'établir.

A cause de la mobilité naturelle aux phénomènes de nature hystérique et de l'influence considérable exercée sur eux par l'imagination, quelques esprits positifs ont en effet hésité à se laisser persuader que, en pareille circonstance les modifications constatées étaient le résultat du traitement.

Les Anglais en particulier ont voulu expliquer, par ce qu'ils appellent *expectant attention*, tout ce qui a été observé.

Cette interprétation n'est pas soutenable.. Que certains troubles nerveux disparaissent sous cette influence, c'est ce que l'on constate tous les jours ; mais qu'on veuille expliquer ainsi l'élévation de température de la partie malade, par exemple, ou le transfert, notamment en ce qui concerne les étranges phénomènes oculaires, c'est une prétention inadmissible.

---

(1) Soc. méd. des hôp. — *Union méd.* 1879.

D'ailleurs toutes les précaution ont été prises, dans plusieurs circonstances, pour que la malade fut dans l'ignorance la plus absolue de ce qui se pratiquait et les résultats ont toujours été identiques, que la malade eut connaissance ou non de ce qui se passait. Ainsi, relativement à l'hystérie, la métalloscopie repose sur des faits nettement établis et la métallotherapie elle-même, moins communément reconnué, a pour elle des preuves qui, pour être moins palpables n'en sont pas moins convaincantes.

Les objections précédentes perdent toute leur valeur surtout quand il s'agit d'expliquer les guérisons obtenues chez des hommes, qui ne présentaient aucun signe de nervosisme et chez lesquels on constatait les symptômes d'une intoxication, ou ceux, bien plus graves, d'une lésion organique des centres nerveux.

Que s'il restait encore quelques préventions elles devraient donc s'évanouir devant des faits comme le suivant, qui nous semble de nature à satisfaire toutes les exigences.

Maitrepierre, Ch., âgé de 45 ans, ajusteur, est d'une forte constitution. Il a mené une vie toujours sobre et n'a jamais eu d'affections vénériennes.

Son père est mort d'un squirrhe de l'estomac et sa mère des suites d'un asthme.

Il n'a jamais eu de maladies graves et rien n'indique qu'il soit atteint d'une affection de l'appareil circulatoire ou autre.

En 1862, étant soldat, armurier, il eut une première attaque avec évanouissement. Il fut transporté à l'hôpital du Gros-Caillou, et ne recouvra sa connaissance qu'au bout de quelques heures; il s'aperçut alors que s'il remuait bien le membre supérieur droit, où la sensibilité était conservée intacte, le membre inférieur du même côté avait perdu tout mouvement et toute sensibilité.

Après être resté trois mois à l'hôpital, il quitta Paris avec un congé de 9 mois et, ce délai expiré, il entra à l'hôpital de Lille; il y resta également trois mois et à sa sortie il revint à Paris où il fut réformé deux mois plus tard. Il fut nommé alors garde-champêtre et exerça ces fonctions pendant dix-huit mois.

Il n'était pas entièrement guéri; outre une douleur qui se faisait sentir à la partie inférieure de la colonne vertébrale et augmentait sous influence de la pression et des mouvements, il conservait de la faiblesse au membre inférieur malade, aussi, rentré dans sa famille, pendant deux ans encore il continua à traîner la jambe. La sensibilité surtout était revenue incomplètement; à la jambe, à la cuisse et sur le dos du pied, il sentait comme du côté sain, mais à la plante du pied l'anesthésie n'a jamais disparu ; aussi depuis cette époque il n'a jamais senti ni le contact des corps, ni les piqûres, ni le froid, ni le chaud.

Le gros orteil n'a jamais recouvré également la plénitude de ses mouvements.

Par suite de cette anesthésie plentaire, le malade ne sentant pas le sol de ce côté, était incapable de marcher régulièrement et il lui arrivait fréquemment de butter contre les obstacles, de trébucher quand il ne faisait pas attention aux objets placés sur son chemin.

Le certificat militaire délivré au Gros-Caillou, porte comme diagnostic, *myélite chronique, paralysie incomplète du membre inférieur droit*. La même infirmité est constaté par le certificat de réforme et par un autre certificat délivré en 1870 et en vertu duquel il put toucher une indemnité annuelle de 180 fr.

Le traitement suivi consista en bains de Barèges et bains de vapeur et en l'administration à l'intérieur de préparations mercurielles et iodurées.

Il avait repris sa profession d'ajusteur, quand, au mois mai de 1877, étant au travail, il perdit de nouveau connaissance et resta jusqu'au lendemain dans cet état. Revenu à lui il s'aperçut que tout le côté droit était paralysé du sentiment et du mouvement, et en même temps qu'il ne pouvait faire mouvoir ses membres, il les perdait dans son lit n'ayant aucune notion de leur position. Il lui était en outre impossible de prononcer une seule parole.

Il resta ainsi muet pendant une dizaine de jours. Ayant conservé sa mémoire mais ne pouvant prononcer aucun mot, il se faisait comprendre par signes. La langue paraissait paralysée, il ne pouvait la sortir toute entière hors de la bouche; mais comme la déglutition se faisait facilement, cette paralysie était au moins légère et incomplète. Quand il put prononcer quelques mots ce fut comme en bégayant, certaines expressions étaient imparfaites ou faisaient défaut.

La sensibilité était anéantie sur toutes la moitié droite du corps et les sens spéciaux était eux-mêmes atteints : La vue, le goût, l'odorat, l'ouïe étaient affaiblis à droite ; les assistants s'apercevaient qu'il entendait moins bien du côté affecté.

Il n'y a jamais eu de troubles de la miction et de la défécation et les érections se sont conservées normales.

Ce n'est qu'au bout de sept mois, par suite de l'application d'un Rigollot (déjà beaucoup d'autres révulsifs avaient été appliqués), qu'il constata les premiers signes du retour de la sensibilité au bras droit. Deux mois après les mouvements commençaient à paraître aux doigts pour s'étendre graduellement à l'avant-bras et au bras, à l'inverse de la sensibilité qui avait marché de l'épaule vers les doigts.

11 juin 1879. — *Etat actuel.* — La face est maigre et légèrement déviée. La déviation devient plus évidente quand le malade se met à rire, les muscles du côté gauche se contractant avec plus d'énergie que ceux du côté droit. La paralysie du facial inférieur qui persiste est légère et beaucoup moins prononcée qu'autrefois.

La langue est parfaitement mobile, cependant la parole paraît à certains moments un peu hésitante. — Pas de paralysie oculaire.

L'intelligence semble nette et bien conservée.

La motilité est complètement anéantie au membre inférieur droit ; on ne constate aucun mouvement volontaire, ni au pied, ni à la jambe, ni à la cuisse, et le chatouillement de la région plantaire ne produit aucun effet.

Au bras, les mouvements sont presque normaux, bien que le côté droit soit un peu plus faible ; on trouve, en effet, avec le dynamomètre à droite 55° et à gauche 115°.

La sensibilité au contact, à la douleur, à la température, au chatouillement est affaiblie ou nulle sur la moitié droite du corps, non seulement sur les membres, mais encore à la tête, au cou, et sur le tronc. Cet état de la sensibilité s'observe jusque sur la ligne médiane. Le membre pelvien, légèrement sensible à son origine ne l'est plus dans les trois quarts inférieur de sa longueur. Le sens musculaire a lui-même disparu ; quand le malade ferme ses yeux et qu'on change de place sa jambe ou son pied il ne s'en aperçoit nullement.

Les mêmes phénomènes s'observent du côté de la sensibilité spéciale.. L'ouïe à droite est plus faible, ce que l'on constate aisément avec la montre, cependant, d'après le malade, la surdité qui a été considérable a disparu en grande partie.

L'acuité visuelle est également moins grande à droite, quoique à gauche elle soit au-dessous de la normale, le malade ayant toujours été amblyope. L'affaiblissement de la vue s'étend à peu près également à toutes les couleurs qui sont toutes nettement distinguées.

L'odorat et le goût sont aussi, du même côté, moins délicats ;

les odeurs et les saveurs sont moins bien perçues. Les substances irritantes produisent elles-mêmes une impression moins vive sur les muqueuses, ce qui indique que la sensibilité générale est affaiblie, ainsi qu'on l'observe sur la conjonctive plus particulièrement.

La jambe droite, légèrement fléchie, quand le malade est debout, est un peu atrophiée, on trouve en effet :

Circonférence du mollet droit .... 34ᶜ2.
— — gauche .... 35ᶜ.

Il n'est pas aussi sûrement ainsi de la cuisse où la mensuration est plus difficile et donne approximativement :

Circonférence au tiers inférieur : droit ...... 38ᶜ5.
— — gauche.... 38ᶜ6.

La température sur toute l'étendue du côté droit est inférieure à celle du côté gauche :

	droite.	gauche.
Creux poplité	33°1	36°3.
Pli du coude	36°5	37°1.
Aisselle	37°3	37°9.

D'après le malade la jambe droite est toujours froide et quand il est au lit et que les jambes se touchent il sent qu'elle est glacée.

J'électrise les membres paralysés avec l'appareil Trouvé, courants induits :

Au membre supérieur les mouvements sont très-nets, quoique plus faibles que du côté gauche.

Au membre inférieur les mouvements sont presque nuls, c'est à peine si on aperçoit un léger déplacement de l'extrémité des premiers orteils, et le courant électrique n'est pas senti.

Comme le malade marche beaucoup, à l'aide de deux béquilles, quand il est fatigué le membre inférieur gauche, qui supporte tout le corps, est le siége de fourmillements pénibles et de crampes douloureuses qui siègent au mollet et s'accompagnent de raideur avec flexion involontaires des orteils.

Obligé de quitter le malade, je prescris de lui appliquer tous les jours un courant continu dont l'intensité augmentera graduellement jusqu'à 60 éléments et sera variée.

18 juin. — Le malade n'a pas senti le courant et les muscles ne se sont pas contactés même avec 60 éléments. Le résultat obtenu est à peu près nul. Cependant on constate un peu de sensibilité

par places à la partie inférieure de la cuisse et au niveau du genou.

Alors on a recours aux plaques métalliques de Burcq ; on emploie successivement et à des jours différents les divers métaux, on les applique au-dessus et au-dessous du genou, et la sensibité n'est que très-légèrement modifiée.

25 juin. On essaye des pièces d'argent de 5 francs et le résultat est plus satisfant ; la sensibilité devient plus manifeste, mais au niveau du genou seulement ; la jambe et le pied sont encore absolument insensibles.

30 juin. On emploie trois pièces d'or de 20 fr. et le malade est tout heureux de constater que l'amélioration produite est plus notable encore qu'avec l'argent. Il a conscience des mouvements qui se passent dans l'articulation et sait si on fléchit ou si on étend la jambe, sans reconnaître encore la position occupée par le pied,

5 juillet. La sensibilité acquise précédemment est conservée. Cinq pièces d'or de 20 fr. sont placées au-dessus et au-dessous du pied. En quelques minutes le dos du pied devient sensible ainsi que l'articulation du coude pied. Le milieu de la jambe reste anesthésié. M. s'aperçoit des mouvements communiqués au pied, il éprouve cette sensation dans l'articulation tibio-tarsienne. La sensibilité est encore nulle aux orteils et à la région plantaire.

Le malade prendra des bains sulfureux et de l'iodure de potassium.

8 juillet. Application de cinq pièces d'or autour du pied, en un quart d'heure la sensibilité s'étend à toute la surface dorsale du pied jusqu'aux orteils et à la fin de la séance, quand on déplace les orteils un peu énergiquement le malade en a conscience.

16. Nouvelle application autour du pied de cinq pièces d'or de 20 fr. La sensibilité devient plus nette et gagne en étendue. Quand le malade, après la séance, met le pied à terre, il constate avec bonheur qu'il sent le froid du parquet et la résistance éprouvée par les orteils qui appuient sur le sol. Cette sensation, il ne l'avait pas ressentie depuis 17 ans.

23. Il continue à sentir avec le pied le froid et le chaud et la résistance du sol quand il le touche.

Ayant les yeux fermés, il s   e si je touche le dos du pied, le gros orteil ou le e orteil, si je fléchis ou si je relève le gros orteil. Quand je châtouille la plante du pied, il éprouve la sensation que fait naître cette opération, mais cette sensation est encore un peu confuse.

Je prends des poids de 100 et 200 gr. et je les suspends ensemble ou successivement à l'extrémité du gros orteil ; il m'indique les divers changements que j'opère.

Il éprouve des fourmillements dans le membre surtout quand le pied vient à se heurter contre un obstacle.

Tout mouvement volontaire ou reflexe est impossible, pas la moindre contraction musculaire.

Application de cinq pièces d'or autour du pied pendant 30 à 40 minutes. Accroissement de la sensibilité.

Les bains sulfureux sont continués ; l'iodure est remplacé par du bromure.

30 juillet. Amélioration notable de la sensibilité. Les diverses sensations dont il a été question sont plus développées encore : le chatouillement est plus net, il sent si on touche le 2e ou le 3e orteil, si je fléchis ou étends les orteils.

Application de cinq pièces d'or.

6 août. L'amélioration de la sensibilité a continué à se développer, néanmoins elle reste toujours de beaucoup inférieure à ce qu'elle est au côté opposé. Cette amélioration s'est étendue aux sens spéciaux ; l'ouïe, la vue, l'odorat et le goût, ont notablement gagné depuis l'application des métaux, la différence sous le rapport de la finesse entre le côté droit et le côté gauche est beaucoup moins marquée.

Electrisation. — Un courant continu de 30 éléments détermine des fourmillements très pénibles et quelques contractions des muscles du mollet et de la région antero-externe de la jambe (au début 60 éléments ne produisaient aucun effet). Avec l'appareil à courants induits de Trouvé, quand le courant est au minimum d'intensité et que les interruptions sont lentes, on n'obtient que de faibles résultats, mais le courant devient insupportable et les mouvements produits sont notables, quand il est au maximum d'intensité et que les interruptions sont fréquentes (au début, on n'obtenait que de très légers mouvements des premiers orteils et aucune sensation).

L'amélioration de la contractilité est donc considérable et a été obtenue à l'aide de la métallothérapie seule.

Application de 10 pièces d'or : 5 autour du pied et 5 le long de la face interne de la jambe. Deux thermomètres sont placés, un à chaque jambe, et ils s'élèvent celui de droite à 28°4 et celui de gauche à 33°6, mais bientôt ils indiquent que la température baisse (les jambes sont peu couvertes), ils ne marquent plus à la fin de l'expérience que 27°8 à droite et 33°4 à gauche.

Pendant cette application, environ 20 minutes après le début, le malade, qui jusque-là n'avait fait aucun mouvement volontaire, s'aperçoit que de légers mouvements sont possibles. On voit en effet de petites oscillations imprimées au premier orteil.

Ces mouvements persistent même après que tout appareil a été enlevé.

8 août. Les mouvements de l'orteil persistent mais très peu étendus. Application de 10 pièces d'or sur le pied et la jambe.

Les thermomètres placés comme précédemment, avant les pièces, indiquent, quand celles-ci sont appliquées, que la température s'abaisse :

A droite de.............. 30° à 28°9.
A gauche de............ 33°8 à 32°8.

La force de la main n'est pas modifiée ; le dynamomètre marque au commencement et à la fin de la séance 55° à droite et 115° à gauche.

Après 30 minutes d'application, les mouvements des orteils sont très sensibles et plus étendus qu'à la fin de la dernière séance. Après 50 minutes, on voit le pied faire de petits mouvements de totalité (talon et extrémité antérieure).

La jambe ne remue pas encore.

11 août. Les mouvements ont un peu diminué.

Application de 10 pièces d'or à la jambe et au pied comme précédemment et de 5 pièces au membre supérieur du même côté.

Le température des deux jambes étant de.... 32°6 à dr. 32°2 à g.
elle baisse, si on les découvre, à .... 31°1 à dr. 32° à g.
et remonte, si on les recouvre, à .... 33° à dr. 34° à g.

Les mouvements des orteils et du pied deviennent beaucoup plus sensibles.

La force de la main droite augmente et le dynamomètre donne à la fin de l'expérience .... à droite 70° à gauche 115°.

Quelques fourmillements au bras et à la jambe.

13 août. Les mouvements sont un peu moindres.

Application de 10 pièces au membre inférieur et de 5 au supérieur.

La température se modifie légèrement ; au niveau des mollets, les membres étant couverts,

Elle s'élève à droite de............. 32°4 à 32°5

Elle s'abaisse à gauche de.......... 32°2 à 33°

Le bras droit acquiert de la force.

Le dynamomètre indique :

A droite........... 65° au début 80° à la fin.

A gauche .... 115° — 115° —

Les mouvements du pied augmentent aussi.

Mouvement du gros orteil.......... au début 1,5 cent.

— — .... à la fin 2,5 —

Ceux du talon sont également plus marqués.

On observe enfin des mouvements reflexes du pied, quand on pique le talon ou le milieu de la région plantaire, et quelques contractions volontaires des muscles de la jambe et même de la cuisse, de sorte que le genou se déplace très légèrement.

20 août. Le malade a pris deux bains sulfureux depuis la dernière séance ; désormais il en prendra rarement et fera usage du chlorure d'or, à la dose de une, puis deux pilules par jour, au chlorure d'or et de sodium, d'après la formule de Chrestien.

Depuis trois jours il éprouve à la jambe droite des fourmillements très pénibles qui se présentent sous forme d'accès et à la jambe gauche, quand il se fatigue, des crampes très douloureuses pendant lesquelles les orteils et le pied se raidissent en se fléchissant. Quelque temps avant la dernière attaque, il éprouvait au mollet droit des crampes analogues.

Application de 20 pièces d'or au membre inférieur droit.

La température s'élève à droite de......... 29°9 à 30°6.

et elle s'abaisse à gaucche .... 33°4 à 32°8.

Le mouvement de flexion du gros orteil qui était de 1 à 1/2 cent. atteint 2 cent. En même temps les mouvements de totalité du pied augmentent ainsi que ceux des muscles de la cuisse.

On constate quelques mouvements de la jambe, mais ils sont très peu considérables.

Quand on pique la plante du pied, on fait naître quelques mouvements réflexes très légers.

Comme le dispensaire est fermé depuis le 15 août et ne s'ouvrira que le 21 octobre, et que les consultations seront suspendues pendant cette époque, le malade va désormais être admis dans la maison de santé des Frères de St-Camille, pour y passer la nuit.

Il y va régulièrement cinq ou six fois par semaines et les Frères lui appliquent, au moment du coucher, les pièces d'or sur le membre inférieur et très exactement, le matin et le soir, ils prennent la température de la jambe, et mesurent la force de la main et l'étendue des divers mouvements qui apparaissent successivement aux orteils, au pied, au genou et à la totalité de la jambe.

Pendant le cours de ce traitement, où le malade a continué à prendre du chlorure d'or, à l'intérieur, à deux reprises différentes, on a tenté de substituer aux pièces d'or, soit de l'or pur, en feuilles minces collées sur du parchemin, soit un aimant assez fort mais les résultats ayant paru peu satisfaisants, on a cru devoir reprendre l'emploi des pièces.

Au début on a remarqué plusieurs fois que le membre malade transpirait, pendant la nuit, plus abondamment que le côté sain, et très souvent aussi le malade s'est plaint, à cette période, de fourmillements pénibles soit à la jambe droite soit à la jambe gauche, plus tard ces phénomènes ne se sont plus manisfestés.

La température du membre malade qui était de 1 ou 2 degrés, et même davantage, inférieure à celle du membre sain, lui devient égale dès le commencement de septembre et enfin supérieure de 1 à 2 degrés au commencement d'octobre, toutes ces températures ont été prises avec soin, mais il semble inutile de les donner en détail.

Le membre supérieur droit a acquis de la force bien qu'il n'ait pas été le siége des applications métalliques. Au début la main droite marquait au dynamomètre 70° et la gauche 115°; vers le commencement d'octobre, la main droite marquait 100° et la gauche n'avait pas éprouvé de changements notables.

La sensibilité générale et spéciale, qui était en grande partie revenue, n'a pas tardé à être égale à celle du côté opposé, mais il n'a pas été possible de mesurer ses progrès comme ceux du mouvement.

Il a été facile en effet de suivre le retour de la motilité et d'en mesurer tous les degrés.

***

Un tableau indiquant les principaux résultats consignés fera très bien saisir les divers changements qui se sont opérés sous ce rapport [1] :

MOUVEMENT EN CENTIMÈTRES.

ÉPOQUES.	ORTEILS-PIED.		GENOU.		TALON	
	Flexion et extension.	Mouvement latéral.	Élévation.	Mouvement latéral.	Élévation	Mouvement latéral.
11 juin...	0	0	0	0	0	0
6 août....	1/2	0	0	0	0	0
20 id....	2 1/2	0	0	0	0	0
10 sept....	3 1/2	2 1/2	?	0	0	0
20 id.....	5 1/2	5	2	2	0	0
1er octobre.	7	7	6	3	0	0
10 id...	8	7	10	4	0	0
20 id...	10	9	22	7	?	?
3 novemb..	11	10	30	6	5	?
10 id....	12	11	34	4	20	?
21 id....	14	15	37	7	33	23

Il est bon de faire remarquer que les chiffres du matin étaient toujours plus forts de 1, 2, 3 unités (cent.) ou davantage, que ceux de laveille. Il y avait donc accroissement de l'étendue des mouvements pendant la nuit et légère diminution pendant le jour.

La quantité d'or appliquée a été élevée successivement de 60 fr. à 300, à 500 puis à 1,000 fr., et à chaque fois l'amélioration qui était devenue stationnaire prenait une nouvelle marche progressive, ainsi qu'on peut le constater sur ce tableau. C'est en octobre et en novembre que le nombre des pièces a été augmenté, et on voit que les mouvements ont acquis alors un accroissement considérable.

Quelques jours avant l'époque où il a cessé de suivre le traitement à la maison de santé, le malade avait abandonné une de ses béquilles, il pouvait marcher avec un bâton et, étant debout, agiter la jambe en tous sens, la fléchir comme l'autre et se tenir sur elle un instant sans se servir d'appui. Le mollet de cette jambe avait en outre repris sensiblement une grosseur égale à celle du côté opposé [2]. En

---

(1) Les mesures ont été prises le malade étant couché dans son lit.

(2) Le malade a été présenté à la Société des Sciences médicales de Lille, dans sa séance du 7 novembre 1879.

somme, il allait assez bien pour songer à reprendre ses travaux passés.

Cependant il consent encore à revenir au dispensaire et à se faire électriser dans l'espoir de parvenir plus rapidement à une guérison complète. Mais on essaie en vain la faradisation et surtout la galvanisation ; le malade ne s'aperçoit d'aucune amélioration et paraît désolé.

On applique alors un aimant d'une force de 15 kilogr. environ, mais le malade se lasse bien vite de ce moyen qu'il regarde comme inutile et il cesse de se présenter au dispensaire vers la fin de novembre.

Il revient le 5 janvier, il paraît gai et content, il n'a qu'un bâton à la main, et levant ce bâton en l'air, il se met à marcher avec aisance, en boîtant à peine. L'électricité, me dit-il, m'affaiblissait au lieu de me faire du bien, l'aimant ne produisait aucun effet, alors j'ai emprunté quelques pièces d'or à un parent, je les ai appliquées et je vais bien.

Résumons cette observation et exposons, mais aussi briévement que possible, les quelques remarques auxquelles elle semble devoir donner lieu ; ce n'est pas en effet au seul point de vue de la métallothérapie qu'elle mérite de fixer l'attention.

Il apparait d'abord de toute évidence, que la guérison est bien le fait de l'application des pièces métalliques et qu'on ne saurait faire d'objection sérieuse à cette affirmation. En effet, on ne peut admettre, comme on a pu le supposer quand il s'agissait d'hystérie, l'influence de la volonté (*expectant attention*) et moins encore une simple coïncidence, quand on voit les accidents, restés stationnaires pendant des années, disparaître lentement et graduellement, mais d'une manière bien nette, à chaque application du métal.

Il importe cependant de donner ici quelques détails qui n'ont pas trouvé place dans l'observation. Pour inspirer un peu de confiance au malade et lui faire prendre patience, nous lui avons prescrit de l'iodure de potassium et des bains sulfureux. Ces moyens, qu'il réclamait, il en avait usé sans profit après ses deux attaques, et il avait employé un grand nombre d'autres révulsifs : eau sédative, baume opodeldoch, baume de Fioraventi, sinapismes, sans que la jambe en eut retiré le moindre bénéfice. L'iodure, qui lui fut ordonné à la dose de 10 grammes, ne fut consommé qu'en partie, une potion au bromure lui ayant été substitué au bout de quelques jours, dans le but de calmer quelques spasmes et quelques douleurs. Quant aux bains, prescrits au nombre de deux par semaine, ils furent pris irrégulièrement et pendant les premiers temps seulement. D'ailleurs la maladie était déjà en voie de guérison quand ils furent administrés et elle continua à s'améliorer malgré leur suppression.

Mais ce qui a le plus contribué à nous convaincre c'est d'avoir vu, pendant l'application métallique, naître et se développer la sensibilité et le mouvement. Ce dernier surtout, qui a pu être apprécié avec exactitude, est apparu pour la première fois au milieu d'une séance et, aux séances suivantes, on a pu constater qu'il subissait chaque fois un réel accroissement.

Enfin cette action des pièces d'or paraitra de nouveau évidente, si on observe que, dans l'intervalle (novembre) où le malade leur a substitué d'autres moyens, l'amélioration n'a subi aucun changement et qu'elle a repris une marche progressive dès que l'or a été de nouveau employé.

Les divers métaux, dont on a fait l'essai, les courants induits et continus à divers degrés d'intensité, un aimant assez fort et des feuilles d'or pur, n'ont pas produit de résultats sensibles. Cependant nous n'oserions affirmer que l'emploi plus assidu de quelques uns de ces moyens n'eut pas réussi.

En somme, l'or monnayé a été efficace et a pu, à la longue amener la guérison, qui est à très-peu près complète, puisque le malade marche actuellement *sans bâton* et se livre au travail; quant à l'administration de l'or à l'intérieur, il ne semble pas qu'elle ait eu aucune influence. On n'a pas remarqué la moindre manifestation de transfert, ni phénomène de retour, au moins à un degré notable. Il n'y a eu ni céphalalgie, ni dyspnée, ni autres troubles nerveux, mais simplement, au début, quelques fourmillements aux membres inférieurs, lesquels ont duré peu et ont été fort supportables.

Le métal restant appliqué pendant une nuit entière, n'a pas semblé agir beaucoup plus efficacement que quand la durée de cette application était limitée à 3/4 d'heure, une heure ou un peu plus. Il en est autrement de la quantité des pièces, aussi a-t-il fallu à plusieurs reprises en augmenter le nombre ; de 3 pièces de 20 fr. on est arrivé à 72 pièces, formant une somme de 1,000 fr. et chaque fois on a vu l'amélioration devenue stationnaire, prendre une nouvelle marche ascendante.

Contrairement aux faits signalés jusqu'à ce jour, la guérison n'a pas été obtenue en quelques instants ou quelques jours, la paralysie surtout est revenue très-lentement et a exigé un temps très-long.

On peut jusqu'à un certain point expliquer cette lenteur. Les muscles, on l'a vu, étaient insensibles à l'action des courants induits et des courants continus. Avec l'appareil Trouvé, au maximum d'intensité, on n'obtenait que de très-légers mouvements de l'extrémité des premiers orteils, et 60 éléments Callaut, ne produisaient aucun effet. En présence d'un pareil résultat, il y avait lieu de porter un pronostic extrêmement fâcheux puisque le défaut de contractilité indique une dégénérescence des muscles et des nerfs.

Mais on sait que les paralysies d'origine cérébrale, ne sont suivies ni d'un trouble de la nutrition, ni de la perte de la contractilité électro-musculaire ; il est donc probable qu'il n'y avait point dégénérescence, mais simple trouble fonctionnel avec atrophie par suite d'inaction prolongée.

On peut admettre en effet que ; la paralysie étant compliquée d'une perte complète de la sensibilité, les muscles n'ont plus été soumis à aucune excitation : ni directe, vennant du cerveau, ni réfllexe, venant des muscles anesthésiés, et que ainsi abandonnés à une inaction absolue, ils ont du subir une perte de leur contratilité et un certain degré d'atrophie, C'est, en effet, ce que la mensuration a permis de constater.

Cette atrophie et cette inexcitabilité, dues à une inactivité de date ancienne, explique donc la lenteur des résultats obtenus comparés a ceux qui ont eté cités ailleurs.

Il résulte de ces considérations une notion importante, c'est que l'absence de ces contractions électro-musculaires ne doit point faire considérer le cas comme dénué de toute chance de succès, et qu'il ne faut pas s'attendre à voir, dès la première séance, ou en un temps très-court, se rétablir les fonctions d'un membre perdues depuis longtemps. Avec de la tenacité, on pourra dans bien des circonstances, les plus défavorables en apparence, parvenir à un succès inespéré, et il faudra souvent une certaine patience avant d'affirmer que le moyen dont on fait l'essai est réellement inefficace.

L'étude du mode suivant lequel s'est effectué le retour de la sensibilité, nous a permis de constater certains faits qui méritent d'être signalés. Quoique la sensibilité des articulations ait précédé celle des segments placés au-dessus, la marche suivie a été descendante, c'est ainsi que le genou est redevenu sensible avant le coude-pied et celui-ci avant les orteils. — Au début il y avait abolition complète de toutes les formes de la sensibilité; on pourvait toucher le membre inférieur, sauf à son origine, le piquer, chatouiller, brûler, électriser et changer de place sans que le malade s'en aperçût. Dès que la sensibilité fut revenue au niveau du genou il put dire si on étendait ou si on fléchissait la jambe, sans pouvoir encore percevoir les mouvements communiqués au pied, ni reconnaître la position donnée aux parties inférieures de la jambe.

Puis quand le coude-pied eut recouvré sa sensibilité, il avait conscience des mouvements qui s'opéraient dans l'articulation tibio-tarsienne et nullement de ceux des orteils.

Enfin quand ceux-ci furent redevenus sensibles et leurs mouvements sentis, il put apprécier la différence de deux poids, l'un de 100 gr. et l'autre de 200 gr., suspendus aux gros ortels.

Si on veut bien remarquer que les mouvements volontaires étaient encore absolument nuls et que, malgré cette inactivité des muscles, à mesure que la sensibilité se rétablit, le malade recouvre les diverses sensations attribuées au sens musculaire on ne pourra s'empêcher de conclure que le sens musculaire est entièrement indépendant de la contraction des muscles.

Cette sensation spéciale qui comprend la sensation de la position, dont celle de l'étendue et celle de la rapidité des mouvements n'est que la conséquence, et la sensation de la résistance, dont dépend celle qui permet d'apprécier les poids, a reparu graduellement sous ces deux formes. La dernière a dû naturellement se rétablir incomplètement, l'appréciation exacte du poids exigeant un ensemble de conditions qui ne se trouvaient plus réunies.

Déjà à propos d'une blessure du nerf cubital, avec perte de la sensibilité et conservation des mouvements du petit doigt, nous avons appelé l'attention sur le même sujet, en montrant que, malgré la contraction des muscles, dont la contractilité et la sensibilité étaient intacts, le sujet ne pouvait plus avoir conscience de la position et des mouvements de l'extrémité du doigt, ni de la présence des poids suspendus à cet appendice. Trois autres cas semblables, encore inédits, mais plus nets et plus probants, sont venus confirmer cette manière de voir. Ainsi, pour ne pas insister plus longuement sur un sujet, sur lequel nous aurons à revenir, faisons remarquer simplement que ces deux ordres de faits se complètent et prouvent que le sens musculaire a son siège ailleurs que dans les muscles : d'une part, en effet, nous avons des muscles intacts, et un sens musculaire perdu ; d'autre part, des muscles paralysés et un sens musculaire conservé.

Le retour de la motilité et celui de la sensibilité ont suivi une marche inverse, c'est en effet par les orteils que les mouvements ont commencé, ils se sont manifestés ensuite au pied, à la jambe et à la cuisse, alors que la sensibilité était déjà presque complètement revenue.

Nous n'avons pas à revenir sur la perte complète de la motilité volontaire et reflexe et sur l'absence presque entière de la contractilité électro-musculaire, mais nous ferons remarquer avec le malade que le gros orteil possède actuellement des mouvements supérieurs à ceux dont il jouissait avant sa dernière attaque et qui étaient restés faibles depuis l'attaque de 1862. L'application métallique a donc fait disparaître non-seulement l'anesthésie plantaire mais encore la faiblesse des mouvements du gros orteil : deux phénomènes morbides dépendants de l'ancienne monoplégie.

Le bras a également recouvré à très peu près sa force normale ; au début par l'application immédiate de pièces d'or le long de sa face antéro-interne, plus tard par la simple application métallique au membre inférieur.

Il importe d'examiner maintenant s'il est facile de reconnaître la nature de la paralysie que nous avons eue à traiter.

Si, le contrôle de l'autopsie faisant défaut, nous ne pouvons être tout-à-fait affirmatifs, il nous est possible cependant, grâce aux connaissances acquises depuis quelques années, d'atteindre un degré de probabilité voisin de la certitude.

Constatons immédiatement que l'hémiplégie et l'hémianesthésie doivent être rapportées à une lésion cérébrale, puisque rien ne permet de songer à quelques unes des autres causes qui sont communes en pareille circonstance, telles, que les affections purement nerveuses, l'hysterie en particulier, et les intoxications alcoolique ou saturnine.

Il est moins évident qu'il faille attribuer la même origine à la monoplégie, compliquée d'anesthésie, observée il y a 17 ans. C'est cependant notre opinion malgré l'avis contraire de médecins militaires fort honorables.

La paralysie d'un membre peut avoir sa source dans les nerfs qui l'animent, ou dans la moëlle ou dans le cerveau. Or, quand les nerfs ou les muscles sont atteints, la perte de connaissance n'est pas le phénomène initial, les accidents apparaissent sous l'influence d'une cause évidente, comme un refroidissement, ils apparaissent lentement et il existe à peu près constamment un certain degré d'excitation de la sensibilité Ce n'est donc pas dans les nerfs, mais dans le système nerveux central que siége la cause de notre monoplégie.

La difficulté qui se présente maintenant est celle de savoir si l'affection est cérébrale ou médullaire. Cette difficulté est réelle puisque les médecins du Gros-Caillou ont cru reconnaître en 1863 l'existence d'une myélite chronique.

On peut cependant se prononcer sans hésitation, depuis que les travaux de M. Brown-Sequard ont établi les caractères qui permettent de distinguer l'hémiplégie spinale de l'hémiplégie cérébrale. Dans les affections du cerveau, en effet, la perte du mouvement et de la sensibilité se montre du côté opposé à la lésion, dans celles de la moëlle la perte du mouvement est du même côté que la lésion et la perte de la sensibilité du côté opposé. Comme les conditions voulues, pour que un seul membre soit privé de sentiment et de mouvement, quand il s'agit de myélites, sont à peu près irréalisables, il s'ensuit que la monoplégie actuelle est bien d'origine cérébrale.

Pouvons-nous aller au-delà de ces conclusions et préciser encore d'avantage le siége de la lésion? C'est un essai que nous devons tenter et pour cela nous devons dire quelques mots des localisations cérébrales, question toute d'actualité et qui a fait de si grands progrès dans ces derniers temps.

Tout le monde sait que, par l'expérimentation sur les animaux et les observations suivies d'autopsie chez l'homme, on est arrivé à localiser à peu près sûrement le siége des lésions qui produisent l'aphasie., l'hémianesthésie, l'émichorée, l'hémiplégie, et les centres moteurs de la face, des membres, etc.

On a ainsi une idée assez nette des causes de l'aphasie, de l'hémiplégie et de l'hémianesthésie, apparaissant isolément, mais on connaît peu celles qui peuvent produire ce triple phénomène, et on ignore à peu près complètement les circonstances qui peuvent faire naître une monoplégie accompagnée d'anesthésie. Il est facile de comprendre qu'il en doit être ainsi.

S'il est commun de trouver l'hémiplégie et l'aphasie réunies, et s'il est rare de voir à cette dualité s'ajouter l'hémianesthésie, cela tient à ce que l'hémianesthésie dépend, en général, d'une lésion de la partie postérieure de la capsule interne, tandis que ce sont les lésions de la couche corticale qui donnent naissance à l'aphasie.

Cependant on conçoit qu'une l'altération de la périphérie du cerveau puisse produire, soit l'hémianesthésie, soit l'anesthésie d'un seul membre, s'il est vrai que les nerfs centripètes, après s'être groupés à la partie postérieure de la capsule, vont, en divergeant, vers leurs centres respectifs à la surface du cerveau. On admet ces centres; leur localisation seule est incertaine, et comme l'attention des cliniciens n'a pas encore été attirée sur cè point, nous devons essayer d'apporter un peu de lumière sur le sujet à l'aide des faits déjà connus.

A cet effet, nous avons recherché s'il existait des observations, avec autopsie à l'appui, de lésions cérébrales corticales, ayant présenté les signes de l'hémiplégie et de l'hémianesthésie, ou d'une monoplégie avec anesthésie concomitante.

L'hémiplégie ayant cette origine est commune, elle doit donc se montrer, accompagnée d'anesthésie, plus souvent que la monoplégie qui est extrêmement rare. C'est en effet ce que l'on constate.

Quand on parcourt les nombreuses observations réunies par M. Landouzy, dans l'excellente thèse où il s'est occupé des troubles de la motilité, déterminés par les lésions de la région psycho-motrice, on voit que, dans le quart des cas environ, la sensibilité a été atteinte et que les caractères de ces troubles sont exactement ceux de la motilité: même siége, même mobilité, même dissociation, enfin même excitation ou dépression, en un mot, variations analogues à celles que présentent les convulsions et la paralysie quand on étudie les troubles moteurs.

En conséquence, nous trouvons dans cette même thèse plusieurs cas où l'hémiplégie, avec ou sans aphasie, était accompagnée d'hémianesthésie.

Nous ne pouvons reproduire toutes ces observations, mais nous en citerons sommairement quelques unes, où nous trouvons entr'autres détails ce qui suit, à un moment donné, pendant le cours de la maladie :

LVI (Cruveilhier) femme, 66 ans.) — Subitement hémiplégie gauche, complète pour le mouvement, incomplète pour le sentiment.

LXIII (Villard) homme, 65 ans. — Aphasie, perte complète de la sensibilité et du mouvement dans le bras et la jambe droite.

LXIV (Westphal) homme, 56 ans. — Aphasie, hémiplégie droite totale, hémianesthésie droite.

LXXV (Broca) garçon, 14 ans. — La moitié droite du corps est complètement paralysée : mouvement et sensibilité.

LXVII (Demangeot) garçon, 7 ans. — Le côté gauche fut bientôt affecté de résolution et la sensibilité y devint obscure.

LXXXI (Sergiu) homme, 30 ans. — Hémiplégie de tout le côté gauche, plus complète surtout du sentiment.

LXXXIII (Quinquaud) homme, 30 ans. — Aphasie, hémiplégie droite, la sensibilité à la douleur est manifestement diminuée à droite.

LXXXIV (Liouville) homme ; 24 ans. — Aphasie, hémiplégie incomplète du mouvement et du sentiment à droite.

XCVII (de Volincourt) homme, 29 ans. — Aphasie, hémiplégie droite ; la sensibilité générale est diminuée dans tout le côté droit du corps.   (*Landouzy, Th. de Paris*, 1876).

D'autres observations ont été publiées depuis.

Celle d'Hoffmann mérite particulièrement de fixer l'attention.

« Un homme, atteint d'un anévrysme de la crosse de l'aorte, fut frappé d'une hémiplégie droite avec anesthésie et aphasie peu de temps avant sa mort. A l'autopsie, on constata une embolie de l'artère sylvienne gauche, dont les deux premiers centimètres étaient seuls libres. Le ramollissement portait sur la troisième circonvolution, l'insula, une partie de la deuxième circonvolution et de la circonvolution centrale antérieure, mais la capsule interne était intacte. »   (*R. des Sc. M.*, T. X. p. 127).

Une autre observation de M. Grasset mérite également d'être signalée.

Homme atteint de troubles intellectuels. — Une hémiplégie droite se développpe peu à peu, portant sur le bras et la jambe, mais laissant la face dans un état complet d'intégrité. Il y avait un peu d'anesthésie de ce côté, mais pas d'anesthésie véritable ; vaste foyer de ramollissement superficiel intéressant la partie supérieure de la région psycho-motrice et, sur la face interne de l'hémisphère, la partie postérieure de la première circonvolution frontale ; le lobe paracental et les trois quarts du lobe carré. (*Montpellier médical*, 1878, avril).

Les cas de monoplégie brachiale sont rares, c'est dire que cette paralysie limitée, compliquée d'anesthésie, est exceptionnelle. M. Bourdon, dans un mémoire présenté à l'Académie en 1876, n'a pu réunir que quatorze observations concernant cette paralysie partielle et une fois seulement l'anesthésie a été notée. C'est dans l'observation de Demongeot, où il est dit d'un enfant de 8 ans atteint de méningite tuberculeuse: paralysie du bras droit sans abolition complète de la sensibilité.

Un fait très-probant est celui de Burresi, cité par M. Rendu, dans la *Revue des sciences médicales* (T. XIII. p. 315).

« Épilepsie partielle et parésie du membre supérieur gauche, avec diminution de la sensibilité ; finalement monoplégie avec anesthésie complète. Masse tuberculeuse agglomérée des deux côtés de la scissure de Rolando. »

A ces deux faits nous serions tenté d'ajouter celui de M. Raymond communiqué à la Société de biologie.

Un adulte tombe frappé d'une attaque d'apoplexie ; abolition du mouvement et de la sensibilité dans le membre supérieur. Depuis 5 mois, l'électricité et l'application des métaux ont été essayés sans amener de résultats favorables (*Progrès médical*, 1879). Un exemple remarquable [1] de monoplégie brachiale avec anesthésie est dû à M. le professeur Vulpian, qui n'hésite pas à

---

(1) Vulpian. *Sur la faradisation cutanée limitée*... (*Bull. gén. de thérapeut.*, 1880.)

lui attribuer une origine cérébrale et penche vers l'idée d'une lésion corticale. Voici les principales données de cette récente observation :

Homme, 18 ans, imprimeur. — Accidents scrofuleux dans l'enfance. Le 1er août 1878, attaque apoplectique qui dure 20 minutes. Aphasie passagère, paralysie limitée du membre supérieur droit, compèlte, perte absolue de la sensibilité du même membre. — Divers moyens thérapeutiques sont employés et ne procurent qu'une amélioration légère; la faradisation cutanée portant sur une région limitée de l'avant bras produit des résultats beaucoup plus satisfaisants et le malade se trouve guéri à la fin de février ; après deux mois d'électrisation.

La monoplégie crurale est beaucoup plus rare encore que la précédente. M. Bourdon ne rapporte qu'un cas avec autopsie, celui de Becquerel. Il s'agit d'un enfant de 6 ans, atteint de méningite tuberculeuse ; peu à peu se développe une paralysie du mouvement, avec exaltation de la sensibilité, dans le membre inférieur gauche.

Cette hyperesthésie paraîtra moins convaincante que l'anesthésie ; aussi le fait rapporté par M. Gougenheim, à la Société médicale des hôpitaux, est-il sous ce rapport beaucoup plus intéressant.

B. 45 ans, alcoolisme. — Chute, mouvements volontaires du membre inférieur gauche très-affaiblis, sur ce membre paralysé la sensibilité à la douleur est un peu diminuée. — Le membre inférieur gauche devient flasque, la paralysie gagne tout le membre supérieur gauche. — Lésions corticales de l'hémisphère cérébral droit au niveau du lobe paracentral et de la partie supérieure de circonvolution frontale et parietale ascendantes (*Soc. médic. des hôp.* 22 février 1878).

. On pourrait citer le cas suivant de Gelpke, où il semble bien qu'une lésion corticale a déterminé l'anesthésie du membre inférieur :

« Le malade n'éprouve rien de particulier pendant les trois jours qui suivirent celui où il reçut un violent coup de pied de cheval sur le temporal droit. Le quatrième jour, il y eut paralysie ainsi que de la *perte de sensibilité* de l'avant-bras, plus tard du bras, du côté gauche; un peu de paralysie faciale; trois jours après, paralysie de la jambe gauche. On débride la plaie et on évacue une abondante collection de pus, avec un peu de matière cérébrale. Le malade, qui ne pouvait plus se rendre *compte* de la position de sa jambe, recouvre pour un moment cette faculté après l'opération ». (*R. Sc. Méd.*, T. IX p. 667).

Enfin, mentionnons un fait de M. Hirtz, consigné dans la thèse de M. Legroux, sur l'aphasie; il s'agit assurément de lésions corticales et l'observation présente une certaine analogie avec la notre.

B. 30 ans, alcoolisme. — Première attaque apoplectique suivie d'une aphasie absolue qui dura trois mois et d'une parésie du membre inférieur droit, guérison. Deuxième attaque d'apoplexie suivie d'hémiplégie complète de tout le côté droit et d'aphasie, amélioration. Troisième attaque avec hémiplégie droite complète et aphasie, anesthésie, avec analgésie et thermoanesthésie, de la peau des membres de l'abdomen, du thorax et de face, dans la moitié droite du corps. Les organes des sens sont également atteints.

Les faits que nous venons de citer tendent à faire supposer que les centres moteur et sensitif d'un membre sont voisins l'un de l'autre; mais leur petit nombre et surtout le défaut de précision de la description anatomo-pathologique ne permettent pas d'aller au-delà de cette proposition générale.

Les expériences physiologiques qui pourraient apporter d'utiles renseignements ne nous fournissent pas de conclusions plus précises.

Ferrier place le centre cortical de la vision au niveau du pli courbe, le centre auditif au niveau de la circonvolution temporosphenoïdale supérieure et enfin au voisinage de la corne d'Ammon les centres de l'odorat et du goût. Ces sens peuvent donc être atteints, quand une lésion étendue, provenant d'une altération de l'artère sylvienne, produit l'aphasie et l'hémiplégie.

Mais le même physiologiste place le centre de la sensibilité générale au niveau de l'hippocampe et des circonvolutions adjacentes dont la circulation provient de la cérébrale postérieure.

On ne comprend plus alors qu'une même lésion puisse produire la perte de la sensibilité générale et celle du mouvement sur toute une moitié du corps ou sur un membre seul.

En Allemagne, Hermann Munck, dont les travaux ont été analysés par M. Duret dans le *Progrès médical* (¹), professe sur les localisations cérébrales des opinions qui diffèrent de celles de Ferrier.

Il admet que les lésions dans la zone motrice des autres auteurs déterminent des troubles sensitifs et sensoriels. Cette manière de voir, qui a besoin d'être confirmée par les physiologistes et la clinique, est plus en rapport avec ce que nous avons constaté.

En somme, il n'est pas définitivement prouvé que le siége de la sensibilité générale soit celui que lui attribue Ferrier et les faits nous induisent à croire qu'il en doit être autrement.

Nous croyons donc que, dans le cas actuel, les lésions cérébrales, dont on ne saurait nier l'existence, siègent à la surface du cerveau. Cette manière de voir s'accorde avec le principe des localisations et les caractères des paralysies qui ont cette origine : ces paralysies sont limitées, transitoires et variables (Charcot). On explique ainsi l'apparition d'une monoplégie d'abord et d'une hémiplégie ensuite. La monoplégie suppose en effet une lésion limitée du centre moteur du membre et l'aphasie une lésion du centre affecté à la parole. Une altération de la région psycho-motrice a donc pu donner lieu au développement des troubles moteurs.

L'anesthésie seule reste inexplicable si on suppose les centres de la sensibilité éloignés de ceux de la motilité ; elle se comprend très-bien au contraire si on admet que la distance qui sépare ces centres est peu considérable.

Nous n'irons pas au-delà de ces suppositions, il serait prématuré de vouloir dès maintenant établir des lois ou édifier des théories ; ces faits manquent et eux seuls pourraient leur fournir une base solide ; c'est ainsi que M. Debove s'est peut être trop hâté de dire (²) : « Il nous semble que si, dans nos observations, les faisceaux ou centres moteurs avaient été le siége de lésions destructives, nos paralytiques n'eussent pas guéri. Nous croyons qu'il s'agissait de paralysies motrices dépendant d'une anesthésie. »

Si cette manière de voir paraît soutenable, quand il s'agit d'une

---

(1) 1879, Nᵒˢ 9, 11, 12, 13.
(2) *Union médicale*, 1879.

anesthésie avec affaiblissement de la motilité, il semble bien difficile de l'admettre quand l'anesthésie s'accompagne d'une perte absolue du mouvement, quand la paralysie et l'anesthésie se produisent subitement et simultanément, et quand enfin l'aphasie vient compliquer un pareil état On sait en effet que la sensibilité peut disparaître complètement sans que la motilité soit anéantie ; il faut donc, pour que celle-ci disparaisse, d'autres conditions que la perte seule de la sensibilité.

L'aphasie, d'autre part, semble exiger nécessairement une lésion de la région psycho-motrice. Enfin on comprend plus difficilement encore qu'une lésion du cerveau produise directement au membre inférieur une anesthésie dont la paralysie serait la conséquence. Comme il est prouvé que les lésions corticales du cerveau peuvent déterminer simultanément la paralysie et l'anesthésie et que le caractère de ces paralysies est d'être fugaces, mobiles, il semble plus rationnel, à notre avis, de rapporter à des lésions de la périphérie cérébrale les paralysies sur lesquelles les esthésiogenes exercent une influence si remarquable ; mais, je le répète, toutes ces assertions doivent être confirmées par des faits et les autopsies ne tarderont pas à venir nous éclairer sur ce point.

II.

2º *Paralysie du nerf radial.*
3º *Hémiplégie sans anesthésie.*

La rédaction de ce qui précède était terminée quand nous avons eu l'occasion d'appliquer des plaques métalliques à deux nouveaux malades. Nous ferons connaître les phénomènes dont nous avons été témoin, en les exposant tels qu'ils se sont présentés et sans les faire suivre d'aucun commentaire. Comme nous marchons dans une voie inexplorée et que les résultats obtenus sont en désaccord avec les idées reçues, nous devons nous contenter de faire appel à l'expérience.

Nous exprimerons simplement le désir de voir appliquer les plaques métalliques comme elles l'ont été ici (pendant la nuit), et nous espérons que ces applications, répétées et de longue durée, ne tarderont pas à confirmer par de nouveaux succès ceux que nous croyons avoir obtenus.

Tir..., âgé de 63 ans, est un sujet d'une intelligence faible, atteint actuellement d'excitation maniaque.

Son délire n'est pas extrêmement considérable et, bien que ses réponses soient peu précises et qu'il ne décrive pas nettement ses sensations, on peut cependant, dans de certaines limites, ajouter foi à quelques unes de ses impressions.

Le 15 novembre 1879, on nous montre sa main droite; elle est paralysée et il ne peut s'en servir. Depuis quelques jours seulement, on s'est aperçu que le membre était impuissant et ni le malade, ni ceux qui le surveillent, ne peuvent rien nous apprendre sur l'origine de l'accident. On ne nous fournit d'autres renseignements que celui-ci : le malade, vu son état d'agitation, a les mains liées pendant la nuit, afin qu'il puisse reposer plus sûrement.

La main et les doigts sont fléchis et leur extension volontaire est impossible. Les mêmes parties restent dans la pronation.

La main a perdu toute sa force, et si on mesure celle-ci à l'aide du dynamomètre, on n'obtient que 5°, alors que la main gauche arrive à 60°.

La faradisation appliquée à la partie postérieure de l'avant-bras ne provoque que quelques contractions faibles ou nulles, et à la partie antérieure, où le malade supporte difficilement l'électrisation, il semble que les contractions sont moins développées qu'à l'état normal ; à la partie postérieure de l'avant-bras, de la main et des doigts, la sensibilité est anéantie. Le patient ne sent ni l'électrisation, ni les piqûres d'épingle les plus profondes.

Les mouvements de l'avant-bras sur le bras sont à peu près normaux et la sensibilité est conservée en avant de la main et de l'avant-bras, et au bras.

En présence de ces signes nous croyons qu'il s'agit d'une paralysie du nerf radial et que cette paralysie doit être attribuée, d'après des faits analogues, cités par M. le professeur Panas, à une compression du nerf.

25 novembre, la faradisation de la partie postérieure de l'avant-bras provoque quelques contractions musculaires mais la sensibilité semble toujours absolument nulle.

Décembre (à la fin du mois), le malade remue un peu mieux la main sans opérer une extension complète. La sensibilité reste toujours anéantie.

Même état au commencement de janvier: mouvements peu étendus forces peu considérables. La faradisation ne provoque que de très légers mouvements et pas la moindre douleur.

16 janvier, les mouvements de la main sont en partie revenus, mais ils sont encore fort incomplets, l'extension des doigts et de la main et surtout du pouce n'est point entière. La supination ne peut s'opérer qu'à l'aide de la rotation du bras. La force des fléchisseurs a seule notablement augmenté, la main marque 43° au dynamomètre.

La sensibilité semble être toujours nulle, les piqûres d'épingle pénétrant jusqu'au sang ne produisent aucune douleur.

16 janvier, on applique à la partie postérieure de l'avant-bras 6 plaques de zinc, elles sont maintenues à l'aide d'une bande et restent en place pendant toute la nuit.

17, le matin, aucun résultat appréciable ;

» le soir, application de 6 plaques d'étain ;

18, le matin, même résultat négatif ;

» le soir, application de 6 plaques de cuivre ;

19, le matin, pas d'amélioration ;

» le soir, application de 6 plaques de fer ;

20, La sensibilité semble être revenue en partie, non au voisinage des plaques métalliques, mais sur les limites de la région anesthésiée ;

Le soir 6 plaques de fer sont appliquées ;

Application semblable les 21 et 22 janvier ;

Le 24, application de 10 plaques ;

25 janvier. A la suite de chaque application, on a constaté un accroissement nouveau de la sensibilité, laquelle est maintenant très-développée. Le 23, une piqûre d'épingle était sentie à peu près partout, mais il fallait qu'elle fut profonde ; le 24, les piqûres étaient plus aisément senties et le pincement lui-même était perçu. — La force indiquée au dynamomètre n'a pas augmenté, on trouve encore 60° à gauche et 43° à droite.

Le malade se disant guéri ne veut pas se soumettre à de nouvelles applications métalliques.

28 janvier, le malade a la sensibilité très développée au niveau de la partie anesthésiée, cependant elle est moins complète que du côté opposé, aussi on décide le patient à se laisser appliquer de nouveau 12 plaques en fer.

Le lendemain, la sensibilité est encore plus nette que la veille et elle semble devenir plus exquise les jours suivants. Non seulement les piqûres, le pincement sont sentis, mais le simple frottement, un contact léger est nettement perçu ; la faradisation de la partie est devenue insupportable et la contraction électro-musculaire beaucoup plus marquée.

Nous laisserons à nos lecteurs le soin de décider si de pareils résultats doivent être attribués à une simple coïncidence plutôt qu'à l'application métallique.

Bernard, 27 ans, peintre, est atteint d'épilepsie. Cette affection qui remonte à sa première enfance n'a pas présenté toujours la même intensité. Les accès qui ne se montrent habituellement que tous les deux ou trois mois ont redoublé de force en 1875 et 1876; aussi, étant soldat à cette époque, il a été réformé pour *épilepsie confirmée;* traité alors au Val-de-Grâce, il avait des crises tous les deux ou trois jours.

Le premier juillet 1879, le matin, après un déjeûner sobre, au moment de prendre le chemin de fer, il fut pris d'une attaque d'apoplexie. Il fut porté à l'hôpital Ste-Eugénie où il resta trois jours sans connaissance. Quand il reprit ses sens, il remarqua qu'il était paralysé du côté droit, il remuait à peine le bras et la jambe. La face ne paraît pas avoir été déviée, mais la langue était atteinte, le malade parlait un peu difficilement et cette difficulté dura 5 ou 6 jours.

Après un séjour de trois semaines dans cet hôpital, où il fut considéré comme atteint d'hémorrhagie cérébrale, il se fit transporter à celui de Boulogne où il est resté jusqu'au 15 janvier.

Depuis cette attaque, il n'a pas eu de crises epileptiques mais simplement deux vertiges.

A part son hémiplégie, il présente tous les attributs d'une bonne santé, il est fort, bien musclé, vif et énergique. Les organes paraissent sains; l'exploration de la poitrine ne fait découvrir rien au cœur, ni aux poumons.

Son intelligence est intacte et on ne remarque aucun trouble de la sensibilité.

La paralysie des deux membres du côté droit est le seul symptôme morbide que l'on constate. Ses muscles ne sont pas atrophiés, ils se contractent énergiquement sous l'influence de la faradisation et les mouvements réflexes sont bien conservés.

On ne voit rien d'anormal à la face.

La paralysie, un peu moindre qu'après l'attaque, est encore très prononcée. La main ne peut être portée qu'au niveau de l'épigastre. Le pied, quand il est debout et droit, ne peut être remué, aussi quand il marche, en s'aidant d'un bâton, il se penche du côté gauche afin de pouvoir amener sa jambe en avant, sans qu'elle cesse de toucher le sol. Au lit, il peut élever le talon à 10 cent. environ au-dessus de l'horizontale, et quand il fléchit son membre le talon remonte un peu au-dessus de la malléole interne, du côté gauche. Il n'y a ni contracture, ni mouvements spasmodiques.

Nous soumettons le bras malade aux applications métalliques, ainsi que cela est indiqué dans le tableau suivant :

ÉPOQUES.		APPLICATION AU BRAS de	PENDANT	Force de la main au dynanomètre	
				Droite.	Gauche.
16 janvier....	soir......	6 pièces de zinc.	la nuit.	18⁰	115⁰
17 »	matin	....	....	»	......
	soir......	6 » d'étain.	....	......	......
18 »	matin	....	....	»	......
	soir......	6 » cuivre.	....	......	......
19 »	matin	....	....	»	......
	soir......	6 » fer.	....	......	......
20 »	matin	....	....	»	......
	soir......	4 » (10 fr.) or	....	......	......
21 »	matin	....	....	25⁰	......
	soir......	4 » »	....	......	......
22 »	matin	....	....	23⁰	......
	soir......	4 » »	....	......	......
23 »	matin	....	....	28⁰	130⁰
	soir......	6 » »	....	......	......
24 »	matin	....	....	32⁰	......
	soir......	6 » »	....	......	......
25 »	matin	....	....	37⁰	......
	soir......	6 » »	....	......	......
26 »	matin	....	....	45⁰	......
	soir......	8 » »	....	......	......
27 »	matin	....	....	47⁰	......
	soir......	8 » »	....	......	......
28 »	matin	....	....	54⁰	......
	soir......	0 » »	....	......	......
29 »	matin	....	....	54⁰	......
	soir......	10 » »	....	......	......
30 »	matin	....	....	62⁰	130⁰
	soir......	10 » »	....	......	......
31 »	matin	....	....	60⁰	......
	soir......	12 » »	....	......	......
1er février....	matin	....	....	69⁰	170⁰
	soir......	12 » »	....	......	......
2 »	matin	....	....	78⁰	170⁰
		12 » »	jour et nuit.	86⁰	150⁰
3 »	matin	....	....	......	......
	soir......	12 » »	nuit.	85⁰	......
4 »	matin	....	....	......	......
		12 » »	jour et nuit.	90⁰	170⁰
5 »	matin	....	....	......	......
	soir......	18 » »	nuit.	105⁰	160⁰
6 »	matin	....	....	......	......

On voit que la main du malade a acquis une force notable. Or, en même temps que la force revenait, l'étendue des mouvements augmentait également. Dès le 28 janvier, sa main atteignait presque le menton. Le 30, il portait sa pipe à la bouche. Le 1er février, il mettait l'index sur les lèvres. Le 4, il touchait avec la main la partie supérieure de la tête, et, le 6, essayant d'écrire, il arrivait à former quelques lettres.

La jambe n'ayant éprouvé aucune modification dans les mouvements, avant d'appliquer des pièces métalliques sur ce membre, nous croyons devoir recourir à l'emploi de l'aimant, afin de nous assurer s'il peut produire des résultats analogues à ceux que l'or nous a procurés au membre supérieur.

Le 6, le 8 et le 9, un aimant assez puissant, d'une force de 10 à 12 kil., est donc appliqué pendant une nuit entière, soit à la jambe, soit à la cuisse, et nous ne constatons aucun résultat satisfaisant. Le même aimant est alors appliqué au membre supérieur, de la même manière, pendant une nuit entière, le 10 et le 11, et la force de la main, qui déjà avait diminué, continue à perdre de son intensité.

C'est en effet, ce que le dynamomètre nous a permis de constater, en nous fournissant les chiffres suivants :

Le 8, au soir : 85°.
Le 9, au soir : 80°.
Le 10, au matin : 78° — au soir : 60°
Le 11, au matin : 58° — au soir : 60°

En présence de cette diminution de la force acquise, il nous a semblé, pour démontrer que l'action de l'or était réelle, qu'il était nécessaire de faire une nouvelle application de ce métal ; nous avons donc appliqué tous les soirs, du 11 au 16, 20 pièces de 10 francs, sur toute l'etendue du bras malade et le dynamomètre nous a donné les chiffres suivants :

12 février, le matin : main droite, 80° main gauche, 145°
13   »   le matin :   »   »   85°
            le soir :   »   »   82°
14   »   le matin :   »   »   95°
15   »   le matin :   »   »   98°

Bien que le membre supérieur n'ait pas recouvré la plénitude de ses mouvements, en somme une amélioration notable a été obtenue à l'aide des plaques métalliques. Il importe maintenant de rechercher si la paralysie du membre inférieur qui est restée stationnaire est susceptible d'être avantageusement modifiée par les mêmes moyens. Dans ce but, nous placerons désormais, chaque soir, les pièces d'or sur la jambe et la cuisse malades.

Sans doute, il ne sera pas facile, comme pour la main, d'apprécier tous les changements qui pourront survenir, vu l'impossibilité de mesurer un léger accroissement dans la force et dans les mouvements du pied, mais, avec le temps, des modifications un peu notables ne sauraient manquer de devenir évidentes.

III.

Comme nous l'avions annoncé, le traitement de la paralysie de Bernard a été poursuivi, et en l'espace d'un mois, du 15 février au 16 mars, une amélioration équivalente à une guérison complète est venue heureusement confirmer nos provisions.

Exposons en premier lieu ce qui a trait au membre inférieur. — Du 15 au 20 février, 10 pièces d'or de 10 francs ont été appliquées à la jambe, et, du 20 février au 16 mars, les pièces dont le nombre a été élevé successivement à 18, à 25 et à 30, ont été placées autour du pied, de la jambe et de la cuisse.

Pendant les 5 ou 6 premiers jours, il n'y eut pas d'amélioration sensible, soit que le nombre de pièces fut insuffisant, soit que l'accroissement de la force fut trop peu considérable pour être perceptible.

Le 22 février, le malade remarque que son pied frotte un peu moins le sol quand il marche, et les jours suivants il arrive à le soulever un peu, au-dessus de terre, quand il va lentement.

Le 29 février, étant dans son lit il remonte le talon vers le tiers supérieur du tibia gauche, et, étant debout, il lance son pied en avant et l'élève de quelques centimètres au dessus du sol.

Le 3 mars, couché, il monte le talon au niveau du genou gauche et, levé, il fait faire à son pied de grands mouvements en tous sens.

Le 12 mars, il peut se tenir un instant sur sa jambe malade, mais il a besoin de s'appuyer légèrement avec la main gauche. Il fait facilement quelques pas sans bâton.

L 16 mars, il élève, étant debout, le pied au niveau du genou gauche, il se tient quelques secondes sur la jambe droite, sans se servir de point d'appui, et il peut monter quelques marches d'escalier sans bâton. La marche est facile et ne nécessite aucun appui.

Ainsi en trois semaines un changement des plus notables s'est opéré dans les fonctions du membre, et le progrès accompli s'accentue de plus en plus les jours suivants. En même temps, des modifications non moins heureuses se constatent du côté du membre supérieur.

Ce membre n'e t l'objet d'aucune médication jusqu'au 29 février; à partir de ce jour, jusqu'au 8 mars, 10 pièces sont placées autour de la main, et, du 8 au 15 mars, les pièces dont le nombre est élevé à 18, puis à 28 et à 38, sont appliquées non seulement à la main, mais aussi à l'avant bras et au bras.

Pendant que le membre est laissé sans traitement, la force descend à 80°; puis, reprenant une nouvelle marche ascendante, quand la peau est soumise au contact des pièces, elle s'élève graduellement à 135°, ainsi que l'indiquent les chiffres suivants, donnés chaque jour par le dynamomètre; 80°, 92, 105, 98, 109, 102, 105, 108, 112, 115, 120, 118, 109, 120, 123, 128, 132, 135° (140° le 22 mars).

Les variations, subies par la force de la main gauche, ont été beaucoup plus notables; elle a oscillé irrégulièrement entre 180° et 140°, sans qu'il ait été possible d'en apprécier les causes.

En même temps que la puissance contractile augmentait, les mouvements devenaient plus faciles et plus étendus. Ainsi les fonctions de la main, qui étaient nulles au début du traitement, sont actuellement presque normales; le malade porte sa main à 10 ou 15 centimètres au-dessus de sa tête, il s'en sert pour boire et manger, et pour une multitude d'usages; il écrit avec facilité et son écriture n'est ni irrégulière, ni tremblée. Le tremblement n'apparaît que quand les efforts musculaires sont énergiques et soutenus.

Cependant les mouvements sont beaucoup plus imparfaits, beaucoup plus lents surtout, que ceux de personnes saines, non paralysés, mais simplement un peu débiles, dont la force est bien inférieure et s'élève à peine à 90 ou 100°. Des troubles dans l'étendue, la durée et la rapidité des mouvements, peuvent en effet exister indépendamment de ceux de la puissance contractile. Ces troubles divers sont peu connus, ils ont été peu étudiés, ils mériteraient cependant de fixer l'attention.

Nous n'avons pas cherché à varier le procédé d'application des métaux dans le but d'en étudier le mode d'action; la lenteur avec laquelle se produisaient les phénomènes, contrairement à ce qu'on observe dans l'hysterie, se prêtait mal à de pareilles expériences. Nous ferons remarquer cependant que le métal placé sur la main seule a amené un accroissement notable de la force, ce qui semble prouver que l'action médicatrice est un phénomène réflexe, qui s'opère par les nerfs de la sensibilité, et que, quand l'anesthésis existe, elle doit disparaître avant la paralysie. Notre but principal était d'arriver à la guérison, parceque il s'agissait d'établir, ce qui était douteux, la possibilité d'un tel résultat avec les moyens nouveaux que nous employions. Ce but nous l'avons atteint : Bernard a recouvré les fonctions perdues de ses membres paralysés et la guérison complète ne peut maintenant se faire longtemps attendre (1).

Cette guérison comme les précédentes, bien qu'elle paraisse étrange, doit être attribuée aux applications métalliques. C'est ce que, croyons-nous, on ne peut se refuser à admettre. Pour nous, si au début nous avons hésité à attribuer à de pareilles applications les phénomènes qui se passaient sous nos yeux, actuellement notre conviction est absolue.

Pour ne parler que de la dernière observation — et les deux premières sont tout aussi concluantes, — qu'est-ce que nous avons constaté? un malade atteint d'une hémiplégie stationnaire depuis plusieurs mois (4 mois environ), recouvre le mouvement en quelques semaines et progressiment, en même temps qu'on lui applique quelques pièces d'or sur la peau, — pendant que le membre supérieur est en traitement (un mois), le membre inferieur ne subit aucune modification; et, réciproquement, le métal appliqué au membre inférieur fait sentir son effet (en un mois) sur ce membre et non sur l'autre. — Quand on cesse d'appliquer des pièces au membre thoracique, la force diminue (du 6 au 11 et du 15 au 29 février) pour reparaître et croître de nouveau, si de nouveau on applique des pièces. La disparition de la paralysie ayant ainsi suivi une marche directement en rapport avec les applications métalliques, et la guérison ayant été obtenue en l'absence de tout autre moyen therapeutique, le moindre doute est-il possible?

Il n'y a pas lieu d'insister sur les phénomènes que nous avons observés dans nos trois cas; ils sont des plus simples. Nous

---

(1) Le 22 mars, il ne reste plus qu'un peu de faiblesse; les membres malades remplissent leurs fonctions presque aussi bien que ceux du côté opposé.

n'avons constaté que la disparition des accidents paralytiques ; il n'y a eu ni transfert, ni troubles nerveux d'aucun genre, et la guérison établie s'est maintenue.

Déjà nous avons fait remarquer, que quand nous avons entrepris le traitement de l'hemiplégie de Maîtrepierre, on n'avait cité aucune guérison de cette nature et que des faits sont venus confirmer ce premier succès ; nous espérons qu'il en sera ainsi des deux autres, bien que l'anesthésie de Tir... et l'hemiplégie de Bernard, non accompagnée d'hemianesthésie, soient des espèces de paralysies non susceptibles, en apparence, de guérir avec de pareils moyens.

D'après ces faits, il est constant que le champ des applications métalliques ne doit pas être limité à un petit nombre d'affections nerveuses, et il est permis de croire que si nous avons obtenu des succès inespérés, c'est pour en avoir modifié le mode d'application. Au lieu de séances courtes et peu nombreuses, il est donc préférable d'appliquer des pièces en grand nombre (1), pendant un temps suffisamment long, et surtout de ne point renoncer immédiatement au moyen employé, si dès le début on ne constate pas une amélioration, mais de persévérer jusqu'à ce qu'il soit devenu évident que le traitement est réellement inefficace.

---

(1) Ce qui suit, constaté au moment où ce travail était livré à l'impression, prouve une fois de plus très-nettement, en même temps que l'efficacité de l'application métallique, l'utilité d'augmenter le nombre des pièces quand le retour de la contractilité devient stationnaire. — Après être restée trois jours à 140°, la force de la main, par suite de la suppression des pièces, descend à 120°; puis, le traitement étant repris, pendant quatre jours elle oscille entre 120 et 180°: — Le 29 mars, au soir, le dynamomètre indiquant 120° (le soir, le degré est toujours inférieur à celui du matin), on applique au bras 70 pièces, au lieu de 38, et le lendemain matin on obtient *160°*! Bien plus, l'élévation de la température est exceptionnellement considérable; deux heures après l'enlèvement des pièces, elle est dans la main droite, qui est rouge, couverte de sueur, de 36°,8, celle de la main gauche n'étant que de 33°,7. Habituellement, du côté droit elle est inférieure de quelques dixièmes de degré à celle du côté opposé, et elle atteint seulement ou surpasse à peine cette dernière après l'application métallique. — Le 31 mars, après une application de 88 pièces, on obtient 170°, et le 1er avril, avec 80 pièces, 174°. Cette force est celle de la main gauche. — Enfin, après l'emploi de 80 pièces, le 2 avril, la force s'élève à 180° à droite, et à gauche à 195°, chiffre qui n'avait jamais été atteint, et le 4 avril, à *200°* à droite et à 190° à gauche. — Il va sans dire que le malade est très bien, et semble ne conserver aucune trace de son hémiplégie.

PUBLICATIONS DU **Journal des Sciences médicales** :

Étude sur les modifications apportées par l'organisme animal aux diverses substances albuminoïdes injectées dans les vaisseaux, par MM. J. Béchamp et E. Baltus.

Traitement des kystes synoviaux tendineux par l'ignipuncture, par M. A. Jousset.

Sur la désarticulation de la hanche, par M. D. Domec.

De l'emploi du chloral comme anesthésique chez les enfants, par M. J. Redier.

Des extraits pharmaceutiques. — Considérations critiques sur leur préparation, leur classification, leurs caractères généraux, leurs usages, etc., par M. E. Schmitt.

Zymases et Microzymas, par M. A. Béchamp.

Mémoire sur un fœtus dérencéphale (avec *planche*), par M. G. Eustache.

De la mortalité des enfants du premier âge dans la ville de Lille, de ses causes et des moyens d'y remédier, par M. L. Wintrebert.

La chirurgie dite *conservatrice* au lit du malade, par M. D. Domec.

Note sur la pustule maligne en Flandre, par M. F. Guermonprez.

Remarques et observations sur l'anévrysme de l'aorte abdominale (avec *planche*), par M. E. Baltus.

L'opération césarienne aux États-Unis, par M. G. Eustache.

De la nature et des propriétés des albumines de l'hydrocèle, par M. J. Béchamp.

Des pseudo-exanthèmes aigus rhumatismaux, par M. H. Desplats.

Répression légale du suicide. — Proposition de consacrer aux études anatomiques les cadavres des suicidés, par M. J. Jeannel.

Hygiène de la bouche, par M. J. Redier.

Recherches expérimentales sur la valeur thérapeutique des injections intraveineuses de lait, par MM. J. Béchamp et E. Baltus.

Ovariotomie suivie de succès. — Quelques remarques sur les indications de l'opération, par M. G. Eustache.

La syphilis sous le microscope, par M. D. Domec.

Deux opérations césariennes pratiquées à l'hôpital Sainte Eugénie, par M. A Vanverts.

La Faculté de médecine et de pharmacie de l'Université catholique de Lille.— Historique des difficultés qui précédèrent sa fondation.

Applications de l'électricité au diagnostic et au traitement des maladies, par M. H. Desplats.

Le *Journal des Sciences médicales de Lille* paraît depuis novembre 1878, le 1er de chaque mois, par numéros de 72 pages au moins, et forme chaque année un fort volume de 900 pages environ, avec planches et figures intercalées dans le texte lorsque les sujets l'exigent.

Tout ce qui concerne la rédaction et l'administration du journal doit être adressé franco à M. le Dr Augier, secrétaire de la rédaction, au Bureau du Journal, rue de la Barre, 70, à Lille.

Les ouvrages dont il sera adressé deux exemplaires au Secrétaire de la rédaction seront annoncés et analysés s'il y a lieu.

Prix de l'abonnement annuel :

France.............................. 16 fr.
Union postale (pays d'Europe)....... 17
    Id.   (pays d'outre mer)..... 18

L'abonnement part du 1er janvier.

www.ingramcontent.com/pod-product-compliance
Ingram Content Group UK Ltd.
Pitfield, Milton Keynes, MK11 3LW, UK
UKHW020049100726
13658UKWH00004B/1639